EL PODER DE LA FE
¡Tu También Puedes Hacer Milagros!

Introducción

Gracias por elegir este libro. Mi nombre es Takahiro Kurogome, nací en Tokio en 1964. Soy instructor de seminarios de ChatGPT.

El 26 de noviembre de 2023, sufrí un derrame cerebral que me dejó paralizado en el lado derecho del cuerpo. Sin embargo, con tratamiento y rehabilitación inmediatos, pude caminar y fui dado de alta del hospital en dos semanas. A medida que continuaba mi rehabilitación en casa, poco a poco fui capaz de escribir, y dos meses mas tarde me recuperé lo suficiente como para poder escribir en un teclado, y después de tres meses me curé completamente sin secuelas.

¿Piensas que los efectos secundarios de un derrame cerebral no se pueden curar?

El día en que fui hospitalizado. Me quedé muy
impactado cuando mi médico me dijo
que una vez que las células cerebrales se destruyen,
no se pueden restaurar. A través
de la rehabilitación bajo la dirección adecuada de
un terapeuta, noté cambios en mi
cuerpo. Pude continuar la rehabilitación con fe,
porque podía confiar en mi cuerpo.
La rehabilitación activó la función motora de mi
hemisferio derecho del cerebro, y
la función motora del lado derecho de mi cuerpo se
recuperó.

En este libro he escrito de qué me di cuenta, qué
rehabilitación hice, cómo me
recuperé, cómo me sentí, desde el inicio de la
enfermedad hasta mi recuperación
Creo que normalmente tomaba mi salud a la ligera
debido a mi apretada agenda de
trabajo. Creía que estaba saludable desde el
principio, y en mi vida diaria, solo me
sentía enfermo ocasionalmente con dolores de
cabeza y fatiga. Tuve una lesión
inesperada, pero no era nada de qué preocuparse.

Creo que la mayoría de las
personas son iguales.

Durante mi chequeo anual de salud en el trabajo,
mi presión arterial siempre sale alta,
y cada vez tengo que ver al médico nuevamente,
pero siempre es un seguimiento.
Soy muy consciente de mi falta de ejercicio.
Durante la consulta médica, respondía
automáticamente que realizaba mucho trabajo de
escritorio. En cuanto a mi peso, la
gente señala que soy demasiado delgado para mi
altura, pero siempre he tenido este
cuerpo desde la infancia y pensé que la cantidad
que comía era normal. Nunca he
tenido problemas con este peso. Creía que estaba
saludable.

Entiendo que el peso estándar es una medida
estadística de la longevidad. Sin
embargo, como persona con formación en ciencias,
un cuerpo más liviano es más
eficiente en términos de energía, ademas con solo
un poco de alcohol me siento bien

y reduce mi estrés, no fumo, así que en eso estoy bien. El Índice de Masa Corporal (IMC) es de aproximadamente 18.9, lo cual está dentro del rango de peso estándar.
Los resultados de mi examen físico el 5 de junio de 2023, unos ocho meses antes de
mi derrame cerebral, también mostraron que no había anomalías, como de
costumbre. Sin embargo, tuve un derrame cerebral.

Al despertar el domingo por la mañana, tomé un bolígrafo e intenté escribir la fecha
en mi cuaderno, como siempre hago mientras escucho redes sociales de audio.
Entonces ocurrió una pequeña anomalía.

No puedo escribir, exclamé.

Creo que mi vida me fue dada para contar esta preciosa experiencia. Me gustaría compartirla con aquellos que piensan que los efectos secundarios de un derrame
cerebral no se pueden curar, aquellos que están en riesgo de tener un derrame

cerebral, y sus familias que viven con ellos.

Para empezar, he resumido los principales acontecimientos de mi vida en una cronología.

Cronología

Enero 1964: Nací en Tokio. Según mi madre, lloraba mucho.
Diciembre 1969: Mis padres se divorcian. Después mi madre se casaría con un hombre que trabaja por cuenta propia. Tuve dificultades en la relación con mi padre adoptivo.
Enero 1978: En el segundo año de la escuela secundaria, me interesé en la electricidad y estudié a través de cursos por correspondencia. Encuentro mis sueños para el futuro.
Marzo 1982: Me gradué de la Escuela Técnica de Saitama Prefectura Sayama←Departamento de Electricidad. Fui admitido en la universidad por recomendación.
Agosto 1983: Construí mi propia computadora utilizando componentes electrónicos que me dio un amigo de la universidad.
Octubre 1985: Mi hermano menor (19 años) murió repentinamente de hemorragia subaracnoidea mientras dormía. Sufrí el miedo a la muerte.
Marzo 1986: Me gradué del Departamento de Ingeniería Eléctrica del Instituto Tecnológico de Japón.
Abril 1986: Me uní a una empresa de diseño y fabricación de electrónica en Tokio y me convertí en ingeniero eléctrico, mi sueño.
Enero 1999: Mi padre adoptivo falleció.
Abril 2000: Desarrollé con éxito un "dispositivo de inspección automática" bajo la dirección de la empresa y recibí un reconocimiento interno.
Agosto 2002: Renuncié a la empresa debido a una enfermedad mental causada por el exceso de trabajo debido al rápido aumento en el trabajo de desarrollo. Me tomé un descanso por un tiempo.
Abril 2004: Cambio de trabajo a una empresa de diseño de placas de circuitos impresos. A cargo del diseño de PCB.
Junio 2006: Contraje matrimonio con una cantautora. La Boda fue en agosto del mismo año en Salzburgo.
Septiembre 2006: Me cambie a una empresa de servicios de TI, a cargo de la reparación de UPS.

Septiembre 2007: Me mudé a una empresa comercial de TI en Tokio. Responsable del soporte técnico de productos de semiconductores.
Octubre 2007: Nació mi primer hijo, convirtiéndose en una familia a tres.
Abril 2011: Me mudé a ventas. Me uní a un equipo de ventas de una importante empresa fabricante de SIer japonesa.
Marzo 2014: Mi padre falleció, recibí una foto y un cincel de carpintero como recuerdo de parte de mi hermana.
Junio 2020: Leí un libro que cambió mi vida.
Febrero 2021: Comencé a usar Clubhouse, una red social de audio. Comencé a conocer a muchas personas.
Agosto 2021: "44 libros que leí durante el nuevo Corona virus: Comencé a vivir una vida más rica a través de la lectura + acción". Publicación Kindle
Febrero 2022: Divorcio
Noviembre 2022: Me sorprendió la aparición de ChatGPT y comencé a usar ChatGPT.
Enero 2022: Comencé a investigar a mis antepasados. Obtuve los nombres y fechas de nacimiento de mis abuelos.
Noviembre 11, 2023: Vi cuatro autos con el mismo número seguidos durante 20 minutos.
Noviembre 18, 2023: Asistí a la ceremonia de graduación y recepción de Giftlabo.
Noviembre 23, 2023: Di positivo para influenza A.
Noviembre 26, 2023: Hospitalizado por un derrame cerebral.
Diciembre 2023: Dado de alta del hospital después de 2 semanas y continúo la rehabilitación en casa.
Enero 2024: Mis 60 cumpleaños. Puedo teclear en un teclado y comienzo a usar ChatGPT nuevamente.
Febrero 2024: Me jubilo. Recuperado completamente del infarto cerebral sin ninguna secuela.
Febrero 2024: Comienza el primer seminario de ChatGPT.
Mayo 2024: El número de participantes llega a 100.
Junio 2024: "El Poder de la Fe: ¡Tú también puedes convertirte en un trabajador de milagros!" Publicación en Kindle

Según las estadísticas de Northwestern Medicine, la probabilidad de recuperarse de un infarto cerebral sin secuelas es del 10%. Creo que es un milagro. Si mi experiencia puede ser de ayuda, estaré muy feliz.

https://www.nm.org/conditions-and-care-areas/neurosciences/comprehensive-stroke-centers/life-after-stroke

ÍNDICE

Introducción 1
ÍNDICE 7
Capítulo 1: El Repentino Ataque de un Derrame Cerebral 10
    El Comienzo de las Anomalías 10
    Los paramédicos llegan y me trasladan al hospital... 15
    Diagnóstico y desesperación 17
Capítulo 2: Mi Familia y Yo 26
    Entorno Familiar y las Dificultades en la infancia .. 26
    Recuerdos de mi hermano 30
    LA Muerte de Familiares y Agradecimientos a los Antepasados 31
Capítulo 3: Trabajo 34
    Mi admiración por la ingeniería eléctrica 34
    Cambio de Trabajo y Nuevos Desafíos 35
Capítulo 4: El Encuentro con CLUBHOUSE 38
    El Nuevo Mundo de CLUBHOUSE 38
    Cómo disfrutar de Giftlabo 41
Capítulo 5: Días de Rehabilitación 45
    Un Cuerpo Pesado Como el Plomo 45
    Los desafíos y Milagros de la Rehabilitación 52
    El Poder de la Creer 53
    La Regeneración de la Vida 56
Capítulo 6: Volver a Escribir en el teclado 60
    La perseverancia en la práctica 61
    Un logro significativo 61

Reflexión 62
Milagro en Facebook LIVE 63
Días de volver a caminar con la Tecnología 67
El Fin del Milagro, Un Nuevo Comienzo 69
Epílogo 71
Agradecimientos Especiales 73
Enlaces externos 79
Perfil del Autor 80

El Poder de la Fe

Capítulo 1
El Repentino Ataque de un Derrame Cerebral

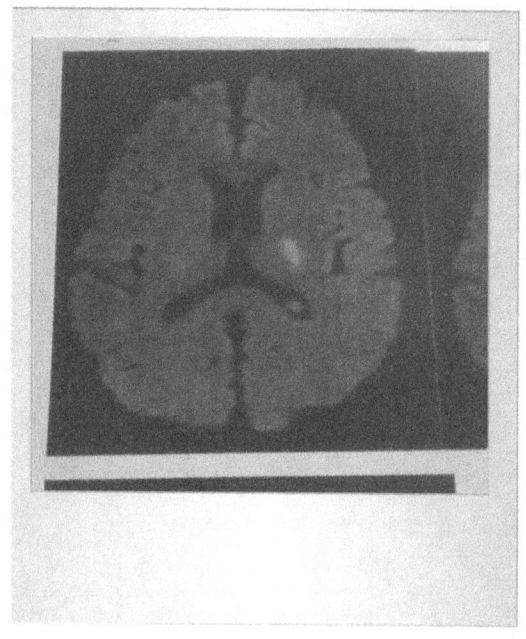

Capítulo 1: El Repentino Ataque de un Derrame Cerebral

El Comienzo de las Anomalías

Era domingo, 26 de noviembre de 2023, alrededor de las 6:30 de la mañana. Como es mi costumbre, estaba escuchando la red social de audio e intentaba escribir notas en mi cuaderno para el día. Empecé con la fecha primero. Sostuve un bolígrafo en mi mano derecha, coloqué la punta en el cuaderno e intenté escribir las palabras, pero mi mano derecha no se movió correctamente.

En mi cabeza sabía exactamente lo que iba a escribir. Sabía qué día era, pero mi mano no se movía. La letra era tan mala que no parecía la mía. Los nombres de los invitados son indistinguibles. El "2" en la esquina inferior izquierda de la última letra no es un número en absoluto.

No puedo escribir ...

Pensé por un momento en cuál podría ser la causa, pero no se me ocurrió nada.

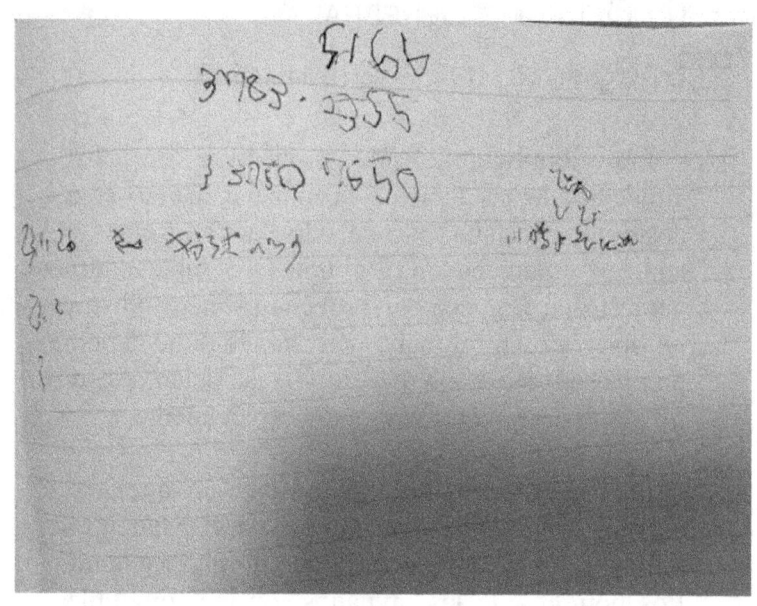

Noviembre 26, 2023, mis notas. (De izquierda a derecha: fecha, nombre de la sala de Clubhouse, nombre del invitado

¿Fue porque estaba durmiendo en una mala posición y mi mano derecha estaba atrapada debajo de mi cuerpo y estaba siendo comprimida? Lo pensé por un momento, pero no es cierto. No hay dolor. Pensé que estaba medio dormido. Sin poder encontrar una respuesta, pensé que algo andaba mal y me sentí incómodo. No duele, pero se siente raro. Fue un sentimiento extraño.

En el momento en que no tuve más remedio que dejar de escribir y levantarme, mi pierna derecha no se movió, mi pie se enredó y casi me caigo, y rápidamente me agarré a la puerta corredera, pero cuando mi cuerpo tropezó, el dorso de mi pie derecho fue lo suficientemente fuerte como para magullarme y hacerme daño, golpeándome con fuerza contra el suelo. ¡Ay! Lo sentí y supe inmediatamente que me lo había hecho daño, pero me sorprendió no poder mover la pierna en absoluto, y eso no es lo importante. No me importaba el esguince,

¿Por qué no se mueve? ¿Por qué?

Mi cabeza estaba confundida. Mi pierna derecha desde la rodilla hacia abajo estaba débil y colgando. Nunca había experimentado que mi pierna derecha no se moviera antes. La parte trasera de mi pierna derecha siente dolor y estoy claramente consciente. ¿Qué está pasando? Traté desesperadamente de hacerme una idea, pero no me llegó ninguna respuesta. Me quedé allí y estuve atónito por un rato. De todos modos, volví a mi futón, me senté y me tranquilicé. Pensé que ya que podía mover mi mano izquierda y mi pierna izquierda de todas formas, de alguna manera podría llegar al hospital por mi cuenta. Sin tomarlo demasiado en serio, decidí llamar a una clínica de emergencia ya que era domingo.

Busqué el número de teléfono de la clínica de emergencia y llamé cuando eran las 9:00 AM. En ese momento, planeaba ir a la clínica por mi cuenta. Sin embargo, mientras hablábamos, comencé a sentir que caminar no era una opción y pensé en tomar un taxi. Mi cuerpo estaba cansado. Era un poco diferente a cuando tenía hambre; era más pesado que lento, y con el tiempo mi cuerpo se volvió cada vez menos móvil. Empecé a sentirme ansioso, como si no pudiera moverme como estaba. Iba a necesitar la ayuda de alguien. Le dije a la persona que contestó el teléfono que no había podido escribir desde alrededor de las 6:30 de esta mañana, que incluso cuando escribía, las letras se veían extrañas, y que tenía una tendencia extraña a caerme sobre mi lado derecho cuando me levantaba y caminaba. Mientras hablaba, sintiéndome algo incómodo, la persona encargada al otro lado del teléfono parecía percibir el peligro y dijo: "¡Por favor, llame a una ambulancia y vaya al hospital ahora mismo!" dijo como si estuviera gritando. Sobresaltado, colgué el teléfono apresuradamente y de inmediato marqué el 119.

Me preguntaron: "¿Cuál es la dirección a la que irá el servicio de emergencia al marcar el 119? Intento hablar, pero en este momento, estoy comenzando a perder mi fluidez hasta el punto en que sé que la estoy perdiendo. Quería que entendiera la dirección de alguna manera, así que traté de repetirla una y otra vez. Estaba tan desesperado por transmitir el mensaje que tuve que repetirlo tres veces, pero me sentía cada vez más frustrado conmigo mismo a medida que mi voz se volvía más áspera. ¿Por qué no puedo hablar bien? Nunca había experimentado algo tan aterrador como esto ..... mientras me vuelvo incapaz de hablar durante los pocos minutos que estoy en la llamada. Mi cuerpo se estaba descomponiendo lentamente. Sentí que mi vida estaba en peligro.

Los paramédicos llegan y me trasladan al hospital

Los paramédicos me instruyeron a prepararme para ser admitido en el hospital y a esperar en la puerta y no colgar el teléfono. Pensando rápidamente, tomé solo mi teléfono, cargador, billetera y ropa interior, y me senté en la puerta y esperé. En este momento, les dije a los paramédicos que había dado positivo para influenza A una semana antes, el 23 de noviembre, y que todavía estaba tomando mi medicamento también.

Cuando llegó la ambulancia, el equipo me preguntó si podía entrar por mi cuenta. Dije que podía, y arrastrando mi pierna derecha, caminé por el estrecho pasillo desde la puerta de entrada hasta la ambulancia, que estaba estacionada a 10 metros de distancia. Estaba en la habitación 103 al final del primer piso, inaccesible en camilla. En la ambulancia, me preguntaron: "¿Cuándo comenzaron sus síntomas?" Respondí que comenzó alrededor de las 6:30 de esta mañana. El personal explicó que la razón del cuestionamiento era que afectaría el tratamiento. El primer hospital no pudo aceptar al paciente, por lo que se detuvieron y buscaron el siguiente hospital. Aproximadamente 5 minutos después, alrededor de las 9:15, encontraron el hospital y llegaron con sirenas a las 9:20, aproximadamente 3 horas después del inicio de los síntomas.

Como aprenderemos más tarde, hay un límite de tiempo desde el inicio del accidente cerebro vascular hasta el comienzo del tratamiento con medicamentos para tratar el accidente cerebro vascular. Esto se debe a que el TPA (activador del plasminógeno tisular), un medicamento desarrollado en los Estados Unidos para disolver coágulos sanguíneos, aumenta la frecuencia de complicaciones de hemorragia cerebral si se usa más de 4.5 horas después del inicio. En realidad, se tarda aproximadamente una hora después de llegar al hospital para pruebas y otros procedimientos, por lo que tres horas y media es el límite real. Me horrorizó pensar que si hubiera llegado 30 minutos más tarde, mis posibilidades de recuperación habrían sido aún menores.

Al llegar al hospital, me trasladaron de la camilla a una cama con un deslizamiento lateral, que estaba cubierta alrededor y encima con una lámina de plástico transparente para aislamiento. Después de que me sacaron sangre inmediatamente y me tomaron la temperatura y la presión arterial, me preguntaron, tal vez como precaución, "¿Cuándo comenzaron los síntomas?" Después de repetir la misma respuesta, les dije que no tenía dolor en la cabeza, y poco después, el neurocirujano asistente apareció rápidamente y se presentó. La respuesta a mi pregunta fue,

"Una vez que las células cerebrales se destruyen, nunca pueden ser restauradas".

Diagnóstico y desesperación

Durante un tiempo, mi cabeza quedó congelada por el shock. ¿Podría ser que mi cuerpo nunca se curaría? Tan pronto como terminó la conversación, tan pronto como estaba acostado en la cama, se inició una vía intravenosa. La cama fue llevada rápidamente a la sala de Resonancia Magnética en el primer piso sótano y trasladado a la mesa de imágenes, y la imagen comenzó con un gran ruido. Traté de no moverme.

Después de que terminó la toma, las almohadillas que sujetaban mi cabeza en su lugar me lo quitaron y me colocaron rápidamente en una cama móvil y me llevaron a una habitación privada en el quinto piso. Poco tiempo después, el médico asistente reapareció.

Los resultados de la resonancia magnética confirmaron que los síntomas eran consistentes con los de la hemiparesia derecha, por lo que realizaremos una tomografía cada tres días para ver cómo estoy progresando."

Entiendo. ...... (Me desanima que de todos modos no se curará)."

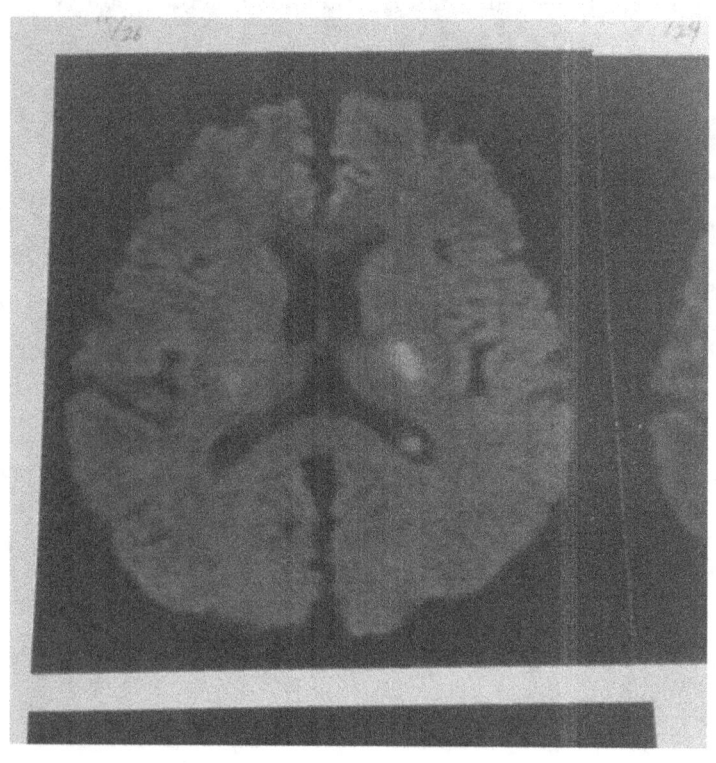

Imagen de resonancia magnética del autor tomada el 26 de noviembre, mostrada por mi médico

Le pedí a mi doctor que me mostrara la imagen de la resonancia magnética un día antes de salir del hospital. Esto es el 26. En esta imagen, el cuerpo está acostado de espaldas. Las piernas están al frente y la cabeza en la parte de atrás. Los ojos están en la parte superior. Esta área de aproximadamente 1 cm, ubicada en lo profundo del centro del cerebro izquierdo, es blanca (rodeada en rojo). Esta es el área responsable del movimiento del hemisferio derecho, y su color blanco significa que el flujo sanguíneo es bajo y no está funcionando. No se ha extendido a otras partes del cuerpo."

Cuando mi doctor salió de la habitación privada, pude escuchar el leve sonido del aire acondicionado en la habitación. Esta habitación está forzada a mover aire. El aire que entra por la puerta de la habitación fluye constantemente a través de la cama hacia la ventana en la parte trasera de la habitación.

Miré alrededor para ver que era una habitación privada bastante grande para una persona, con un baño y ducha en la habitación, y una silla de ruedas que la enfermera había colocado junto a mi cama. La habitación estaba fría y lamenté mi vida mientras miraba la vía intravenosa.

Mi cuerpo ya no se recuperará.

Había tantas cosas que quería hacer. No puedo evitar sentirme decepcionado. Lamento haber trabajado tanto en la empresa. Debería haber hecho más cosas que realmente me gustaran. ¿Por qué llegué a esto? ¿El estrés del trabajo? ¿La preocupación por el próximo año? ¿Demasiada carne y comida grasosa? ¿Falta de sueño? ¿Falta de ejercicio?Pensándolo bien, hay cosas que podrían haber causado esto y solo me hacía sentir peor. Suspiré y me di cuenta de que todos mis planes se habían arruinado. Me di cuenta de que debía informar a las personas relacionadas sobre mi situación lo antes posible. Instintivamente pensé en publicar en Facebook, así que me tomé una selfie con el brazo izquierdo con la intravenosa puesta y la publiqué.

[Autor, publicando en Facebook 26 de noviembre de 2023, 18:19]

Hoy fui hospitalizado por un derrame cerebral. Necesito rehabilitación. Tomará tiempo recuperarme, pero haré todo lo posible.

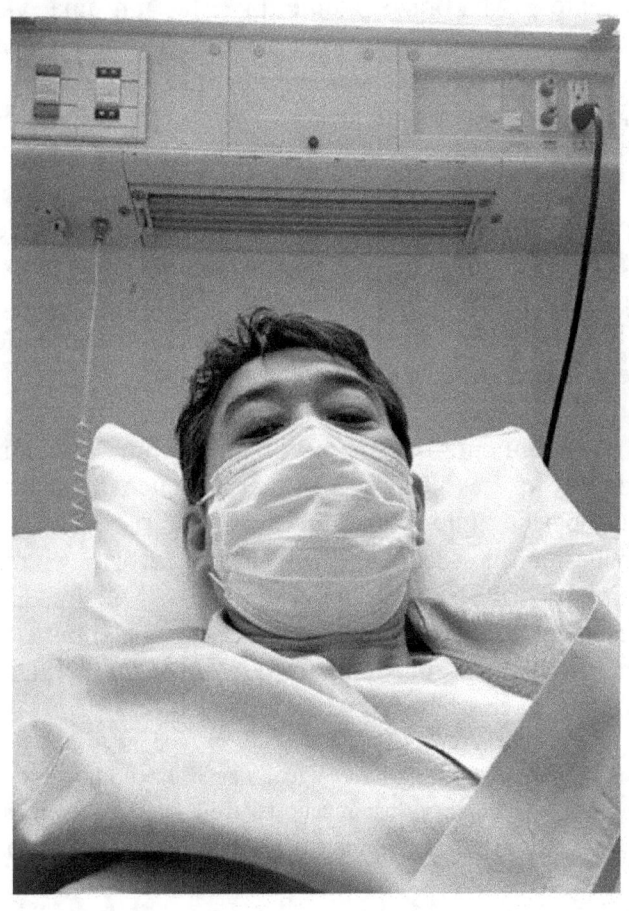

Los comentarios seguían llegando de aquellos que vieron esta breve publicación. Todos estaban sorprendidos. Lamento haberlos sorprendido, pero yo también estoy sorprendido de que esto haya sucedido. Publiqué esto lo antes posible para que supieran que ya no puedo participar en todos los eventos. Mi brazo izquierdo está con una vía intravenosa y mi mano derecha, que creo que nunca se recuperará, está tan pesada que ya no tengo fuerzas para responder.

Akari Taniyama me llamó de inmediato, preocupada. Akari-san es una compañera oyente de Giftlab. Somos amigos que a menudo trabajamos juntos en eventos y talleres. Me sentí muy feliz. "¡Todo estará bien!" Yo respondí, aunque no pude entender lo que estaba diciendo.

Lo siguiente que me asaltó fue la preocupación de que quizás no podría volver a escuchar música. Al pensar que ya no me recuperaría, sentí la necesidad de escuchar a Mozart, mi favorito, en mi smartphone las 24 horas del día. Mientras lo escuchaba, repetía en mi mente las palabras del médico. ¿Significaba esto que mi lado derecho permanecería inmóvil para siempre?

Esa noche, llevé la cena a mi boca con gran esfuerzo usando mi mano izquierda, igual que había hecho con el almuerzo. Masticaba lentamente del lado izquierdo, como si estuviera en medio de un tratamiento dental, ya que mi lengua del lado derecho no se movía bien. Accidentalmente me mordí la lengua y el dolor se sintió implacable. Me sentí muy triste.

Después de cenar, me cepillé los dientes con la mano izquierda y, exhausto desde la mañana, me dormí envuelto en la ternura de la música de Mozart.

Pasé varios días en una habitación privada, pero no sentía que pudiera mover el lado derecho de mi cuerpo y sabía que nunca me recuperaría. No podía mover mi mano derecha correctamente y ni siquiera podía sacar las 5 pastillas que tomo todas las mañanas del paquete, así que tuve que pedirle a la enfermera que me sacara las pastillas.

El Poder de la Fe

Capítulo 2
Mi Familia y Yo

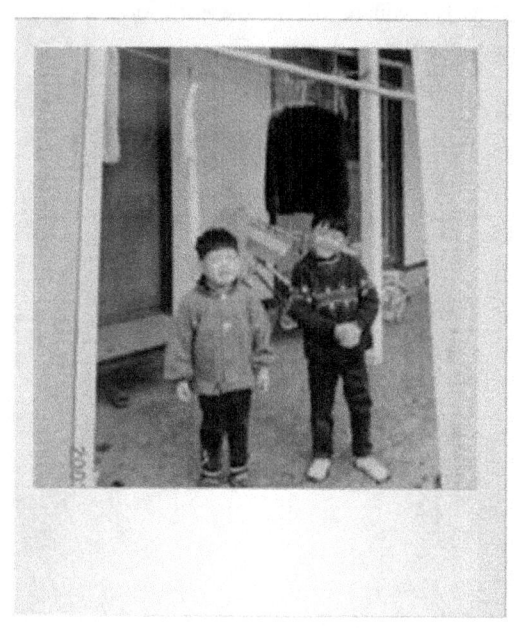

Capítulo 2: Mi Familia y Yo

Entorno Familiar y las Dificultades en la Infancia

Nací en Tokio en enero de 1964. Mi padre era carpintero y trabajaba para la oficina municipal en Kodaira, Tokio. Cuando tenía cinco años, mis padres se divorciaron debido a los hábitos de bebida y la violencia de mi padre. Poco después, mi madre se volvió a casar, llevándonos a mí y a mi hermano de tres años con ella.

El nuevo esposo de mi madre no tenía educación formal, y cuando sentía que alguien lo menospreciaba por eso, se enfurecía y gritaba. Desde pequeño, me aterrorizaban los fuertes gritos de mi padrastro, así que trataba de no enojarlo. La familia de mi padrastro tenía una tienda de productos agrícolas, y al ser el hijo mayor, me hacían ayudar desde muy joven. No me llevaba bien con mis hermanastros, y tenía una personalidad solitaria. En la escuela, parecía ser del tipo de los chicos que lideraban a los demás

Mi padrastro también comenzó su propio negocio en una tienda de frutas y verduras. Abastecía la tienda con frutas y verduras, se preparaba para la apertura y cierre de la tienda, pero tomaba siestas a diario, probablemente porque el abastecimiento se hacía tan temprano como a las 3:00 a.m. Dejaba la mayor parte del trabajo a mi madre. Probaba varias ideas de improviso, pero cuando no funcionaban y las ventas fallaban, cambiaba la ubicación y los productos y comenzaba de nuevo. Esto nos hizo mudarnos muchas veces e incluso tuvimos que huir de noche debido a grandes deudas.

Debido a las mudanzas, asistí a tres escuelas en la primaria y tres escuelas en la secundaria, un total de seis escuelas. Como solo estaba en cada escuela por uno o dos años, no me adaptaba, y en un momento incluso sufrí acoso en la secundaria. Apenas recuerdo haber jugado con amigos y pasaba la mayor parte del tiempo solo. Era difícil en casa porque tenía que preocuparme por mi relación con mi padrastro, y también era difícil con los amigos que pronto me dejaban cuando me mudaba. Me resultaba angustioso interactuar con la gente y era una carga emocional.

Esto sucedió cuando me trasladé de la prefectura de Saitama a una escuela secundaria en Tokio en el segundo año de secundaria. Estaba viendo la televisión y pensé para mis adentros: "Los televisores no están conectados por cables, pero las imágenes se mueven y el sonido sale. ¡Quien sea capaz de diseñar una televisión es un genio! ¡Quiero ser diseñador algún día!".Encontré un anuncio de un curso por correspondencia sobre electrónica en una revista y, con valentía, le pedí a mi madre que pagara el costo. Recuerdo que me sentí muy feliz cuando aceptó.

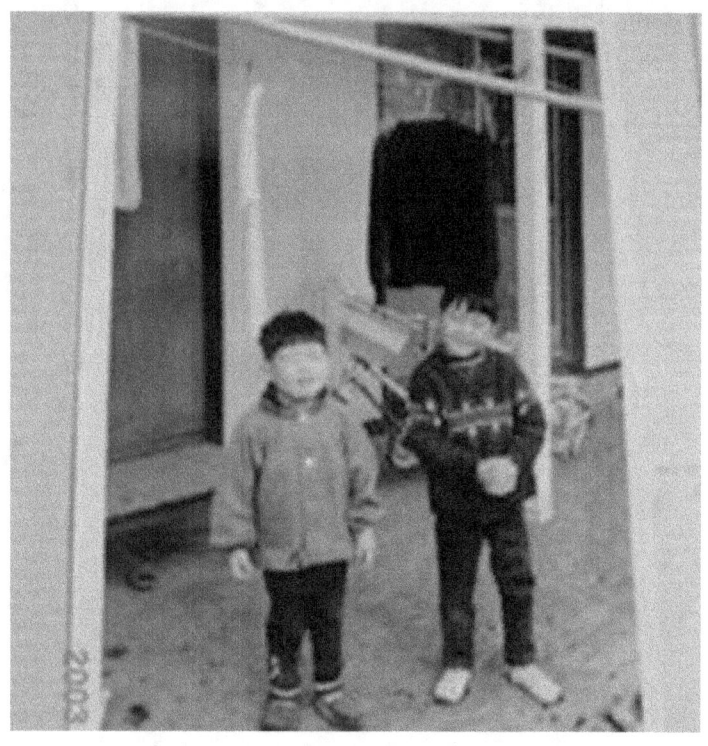

Izquierda: hermano menor alrededor de 4 años,
Derecha: la autora alrededor de 6 años, foto tomada por el padre adoptivo

Recuerdos de mi hermano

Mi hermano tenía un carácter afable. Aunque pensaba que no hablaba mucho, según el análisis que Yumi Tanabe hizo de su cumpleaños en el taller "Bebe Fuku no Kami", resultó que era una persona habladora. No sé si era porque no le gustaba estudiar o porque no tenía motivación, pero sus notas en la escuela no eran buenas. Sin embargo, era alguien que ahorraba dinero, y yo a veces intentaba aprovecharme de sus ahorros de Año Nuevo. Era el que tenía la letra más bonita de toda la familia.

Nuestros padres trabajaban y solían llegar tarde a casa, así que tengo muchos recuerdos de quedarnos solos en casa. A veces, pensaba que nuestros padres no nos querían en absoluto. No podía expresar a mi madre mis sentimientos de incomodidad hacia mi padrastro. Nunca hablé con nadie sobre el divorcio de mis padres ni sobre el nuevo matrimonio de mi madre.

Mi hermano comenzó a meterse en problemas en la secundaria. Aunque ingresó a la preparatoria, la dejó al poco tiempo, pero trabajaba y asistía a una escuela nocturna. Tengo un hijo que me recuerda mucho a mi hermano. Su apariencia, su forma de hablar e incluso la habilidad para encontrar dinero en la calle me hacen pensar si podría ser una reencarnación de mi hermano. Mi hijo tiene dos amigos desde la primaria y ahora que están en la preparatoria, los tres disfrutan jugando juegos en línea y conversando. En resumen, también es del tipo hablador.

La Muerte de Familiares y Agradecimientos a los Antepasados

Una mañana de domingo, mi hermano no se despertó. Fue el 6 de octubre de 1985. Como era domingo, la familia estaba relajada. Mi hermano solía despertarse tarde, pero ese día no se levantaba. Cuando mi madre fue a despertarlo, gritó. Mi hermano había muerto en su cama. Había sufrido una hemorragia subaracnoidea mientras dormía. Tenía 19 años.

Toda la familia quedó profundamente impactada. El hecho de que mi hermano muriera de una hemorragia subaracnoidea me hizo sentir el miedo a la muerte, especialmente a mis 21 años. Me daba mucho miedo que llegara la noche. No podía comer, perdí mucho peso, y el estrés de escribir mi tesis universitaria me agobiaba aún más. Fue una época muy difícil para mí.

"La vida y la muerte de una persona no la decide uno mismo. La decide Dios."

Esto es lo que me di cuenta mientras seguía preocupándome. Después de eso, me sentí un poco mejor. Pensar en la muerte no ayuda. Es inútil pensar en ello.

En 2014, recibí una carta. El remitente era la hija del segundo matrimonio de mi padre. Era una carta diciéndome que mi padre había fallecido. No recuerdo la cara de mi padre en absoluto, ni tampoco recuerdo haber tenido una conversación con él. Ahora nunca podré hablar con mi padre de nuevo. Más tarde, me entregaron un cincel, una herramienta de carpintero que había guardado como recuerdo, y una fotografía de él, su hija y su esposa en el parque. Me sentí orgullosa de tener raíces en la artesanía. Después de visitar la tumba de mi padre, un artesano carpintero, ahora agradezco a mis antepasados antes de comer mis comidas. El 11 de noviembre, unas dos semanas antes de su derrame cerebral. Noté que los números de las matrículas de los coches que pasaban eran ceros; si fuera solo un coche, no me molestaría, pero en unos 20 minutos, vi cuatro ceros: "55," "00," "99," y "99." Me sorprendió. Pensé que era extraño y lo anoté en mi cuaderno.

El Poder de la Fe

Capítulo 3
Trabajo

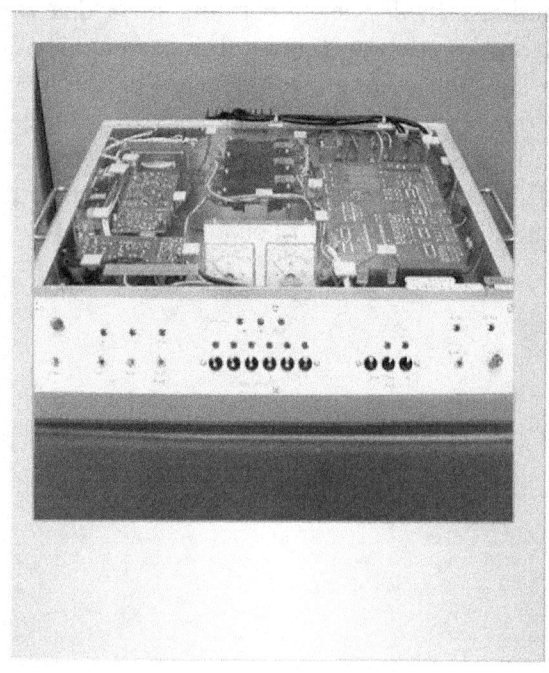

Capítulo 3: Trabajo

Mi admiración por la ingeniería eléctrica

En abril de 1986, recién graduado, entré a trabajar en una empresa de diseño y fabricación de equipos electrónicos en Tokio. Me convertí en el ingeniero eléctrico que siempre había soñado ser. Mi primer trabajo fue diseñar la placa de visualización de una radio para el extranjero. Aprendí junto a un mentor, dibujando el patrón de cableado en una hoja de película especial. Alrededor de 14 años después de comenzar a ganar experiencia como ingeniero, la empresa me asignó el desarrollo de un sistema de inspección automática para la línea de producción de la fábrica.

La inspección visual dejaba margen para errores, y a menudo se pasaban por alto productos defectuosos. Utilicé los componentes informáticos más recientes, diseñé los circuitos y las placas necesarias, y ensamblé el dispositivo, además de desarrollar y ajustar el programa de control. Completé el dispositivo por mi cuenta, logrando lo que varios de mis compañeros habían intentado y fallado repetidamente: un sistema automático de inspección que cumplía con las expectativas al eliminar los productos defectuosos. La empresa quedó asombrada y me felicitó, otorgándome un reconocimiento.

Después de desarrollar con éxito el sistema de inspección automática, el número de proyectos de desarrollo para el sistema aumentó uno tras otro, y mi carga de trabajo se incrementó. Esto se debía a que no había nadie más que pudiera desarrollar el equipo. Después de ser trasladado de trabajar en una oficina en Tokio a trabajar en una fábrica fuera de la prefectura, mi trayecto al trabajo tomaba más de una hora, y tenía menos tiempo para dedicarme a mi trabajo.

En la fábrica, siempre expuesto a un aire acondicionado fuerte, comencé a tener problemas de salud, lo que me llevó a no poder dormir bien por las noches debido al frío. Con una montaña de trabajo y un desgaste físico y mental considerable, finalmente decidí dejar la empresa.

Cambio de Trabajo y Nuevos Desafíos

Después de tomarme un año y medio de descanso, intenté cambiar de trabajo dos veces, pero tuve que renunciar poco después debido a la incompatibilidad con el ambiente. En mi tercer intento, logré cambiar de trabajo a una empresa de comercio de TI. La empresa vendía componentes de semiconductores y buscaba a una persona para soporte técnico. Me contrataron porque estaba familiarizado con las computadoras y tenía experiencia técnica. Sin embargo, las ventas de este componente terminaron después de aproximadamente un año y medio, y una vez más me quedé sin trabajo.

Mi supervisor me pidió que hiciera un servicio de ayuda interna para un cliente porque soy muy sociable. Después de dos años en esta posición, me transfirieron a un nuevo puesto y seré representante de ventas hasta la jubilación. No tenía experiencia en ventas, así que me uní al equipo de ventas de otra empresa y comencé con la capacitación. Al principio me costó acostumbrarme, pero gradualmente me fui adaptando y comencé a lograr algunos éxitos, como desarrollar nuevos clientes en eventos de ferias comerciales a las que asistía en el lugar. A medida que aumentaba la cantidad de papeleo, utilicé mis habilidades de programación para desarrollar un programa que extraía datos necesarios de archivos de datos, los formateaba en un formato de archivo específico y los emitía, agilizando así el papeleo y usándolos en mi trabajo de ventas. Luego, justo antes de la jubilación, sufrí un derrame cerebral cuando terminé de entregar mis responsabilidades.

El Poder de la Fe

Capítulo 4
El Encuentro con CLUBHOUSE

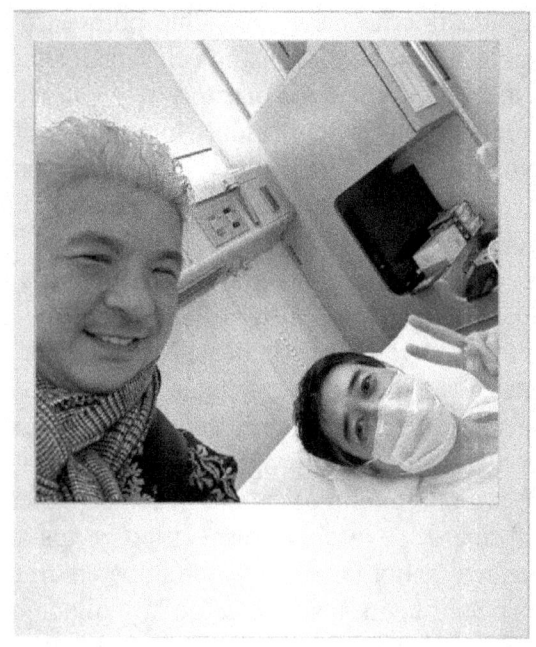

Capítulo 4: El Encuentro con Clubhouse

El Nuevo Mundo de Clubhouse

A finales de enero de 2021, empezó a popularizarse en Japón la red social de audio Clubhouse. Intuí que podría obtener algo valioso de esta plataforma y comencé a usarla el 5 de febrero. Las voces transmiten calidez y cercanía, lo que permite conocer bien a las personas. Es común que los oyentes se encuentren en eventos tanto en línea como presenciales, creando fuertes conexiones únicas en Clubhouse.

Escuchando continuamente, me di cuenta de que había salas interesantes como "La Rutina de las 5 a.m." y "GiftLab". Ambas son salas muy educativas. Tengo mala memoria, así que tomaba notas de lo que aprendía, y comencé a levantarme temprano y tomar notas cada mañana.

El fundador de "La Rutina de las 5 a.m." es Shogo Kotsuka. Es un ejecutivo de una empresa cotizada y comenzó la sala con la intención de fortalecer a otros ejecutivos a las 5 de la mañana. Como corresponde a su apodo de "el presidente de hierro", hay reglas estrictas y una dirección rigurosa.

Aunque me acostumbré a levantarme a las 5 a.m., lamentablemente "La Rutina de las 5 a.m." terminó el 31 de marzo de 2024. No hay archivos de audio de los primeros días, pero parece que hay archivos desde el 1 de septiembre de 2023. Durante mi hospitalización por el accidente cerebro vascular, el Sr. Kotsuka vino a visitarme, lo cual me alegró mucho.

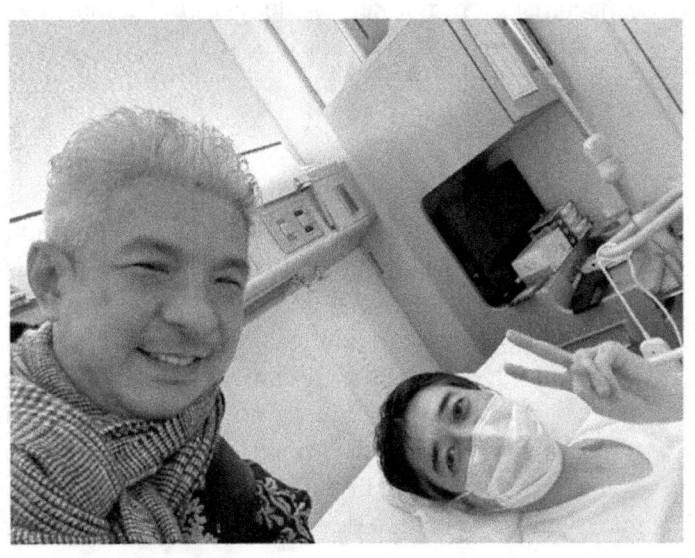

El Sr. Kotsuka vino a visitarme

Cómo disfrutar de Giftlabo

El fundador de GIFTLAB es el Sr. Tanakatsu (Tanaka Katsunari). Tanakatsu-san es un especialista en marketing de comunicación y el creador del juego de cartas "GIFT". El programa comienza cada mañana alrededor de las 6:40 a.m. "GIFT Labo" significa Gift Workers Labo.

Katsunari Tanaka lo inició para animar a aquellos cuyas ventas han disminuido drásticamente o han caído a cero debido a la crisis del Corona. La sala es relajada, divertida, acogedora, extraña e interesante, involucrando al moderador que actúa como facilitador. Esta conexión y atmósfera única no se encuentran en ninguna otra comunidad o red social, y el estilo consiste en invitar a invitados y que el moderador encargado de cada día de la semana hable con ellos.

Una de las cosas buenas de GiftLab es que incluso cuando los moderadores se emocionan y no dejan hablar a los invitados, se les perdona. GiftLab llegó a su episodio número 1,000 y se concluyó el 18 de noviembre de 2023. Para los fanáticos de GiftLab, se celebró una "ceremonia de graduación" en Tokio. Asistí y fue un recuerdo maravilloso. Cuando mencioné que tomaba notas en cada sesión, Tanakatsu se interesó por lo que estaba escribiendo, como preguntándose si había algo digno de ser escrito. Pero había mucho. Tengo un total de 37 cuadernos llenos. Me siento feliz de haber estado inmerso en GiftLab. Fue un tiempo maravilloso. Creo que lo mejor es divertirse juntos.

Fue cuatro días después de la ceremonia de graduación y la recepción. El 22 de noviembre, cuando aún duraba la emoción, enfermé de fiebre y al día siguiente di positivo en la prueba de la gripe A que me hicieron en el hospital. Me entristeció mucho no poder asistir a los dos actos siguientes que tanto esperaba

- "11/22 Laboratorio de Lectura de la Fortuna Animal" por Noripi (Sra. Noriko Narita), una moderadora de Giftlabo, de 145 cm de altura, con un IQ de 145, que come 3 pasteles al día.
- "11/22 Laboratorio de Lectura de la Fortuna Animal" por Akira (Akira Kashima), moderador de Giftlabo, médium, sanador, youtuber espiritual, y consejero especializado en LGBTQ, y "Embajador de Publicidad de Shabu-Shabu (gerente certificado de la sucursal de Nishi-Kawaguchi)" por Dora-chan (Yoko Morito), otra moderadora de Giftlabo, fotógrafa itinerante especializada en eventos y seminarios a nivel nacional, y embajadora de publicidad de Shabu-Shabu. Además, hubo un evento de Shabu-Shabu el 27 de noviembre.

Gracias a Clubhouse, conocí a muchas personas. Mi lista de amigos en Facebook creció rápidamente, y me hice de muchos amigos. Cuando fui hospitalizado por un derrame cerebral el 26 de noviembre, recibí muchos comentarios y mensajes de aliento, lo que me hizo muy feliz. Me sentí animado por sus palabras de aliento y pude recuperarme. Aprovecho esta oportunidad para expresar mi gratitud.

El Poder de la Fe

Capítulo 5
Días de Rehabilitación

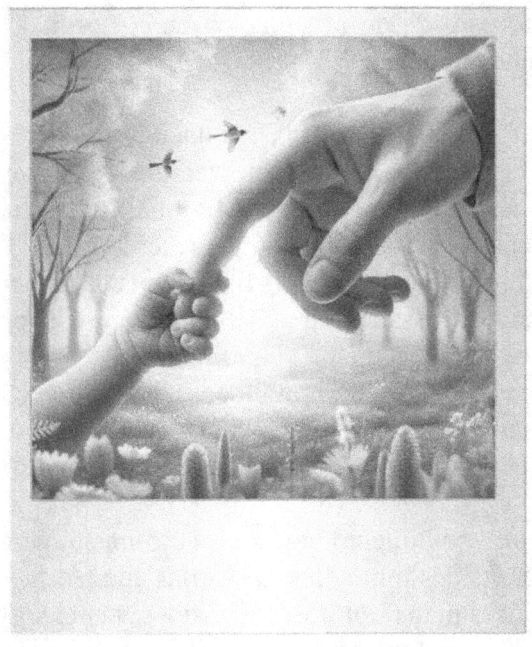

Capítulo 5: Días de Rehabilitación

Un Cuerpo Pesado Como el Plomo

En este capítulo, describo cómo enfrenté y superé las barreras físicas y mentales a través de la rehabilitación. Lo que me permitió seguir con la difícil rehabilitación fue la fe en mi propio cuerpo. Les cuento lo que descubrí, los ejercicios que realicé, cómo me recuperé y cómo me sentí durante el proceso, desde la situación en el hospital hasta mi recuperación.

Fui trasladado de una habitación privada a una sala grande el 30 de noviembre, una semana después de haber dado positivo para influenza A. La rehabilitación comenzó de acuerdo con el "Plan de Rehabilitación" que el fisioterapeuta preparó de antemano basado en mi condición. El primer objetivo es recuperar las funciones básicas del cuerpo, recuperar la movilidad del lado derecho de mi cuerpo. El fisioterapeuta me enseñó cómo mover mis brazos y piernas de manera simple.

Cada movimiento era un desafío inicial para mis extremidades inmóviles. Moverlas aunque fuera un poco, resultaba doloroso. El fisioterapeuta sostenía mis piernas mientras yo yacía en la cama, y lentamente las doblaba y estiraba. A pesar del miedo a que mi lado derecho nunca volviera a moverse, soporté el dolor.

Al día siguiente, en la sesión de "ejercicio", caminamos de ida y vuelta por el pasillo de la sala compartida. El fisioterapeuta me acompañaba. Con movimientos lentos y cuidadosos, avanzaba. No levantaba mucho los pies, deslizándolos, asegurándome de cada paso. Intenté mover mi brazo derecho, pero se sentía muy pesado y me cansaba rápidamente. Parecía que solo mi brazo derecho soportaba una gravedad intensa. Luego, sentado en un banco, intenté levantar mi pierna derecha. La gravedad parecía demasiado fuerte y me cansaba rápidamente. Comprendí por qué los astronautas no podían levantarse tras regresar a la Tierra debido a la pérdida de fuerza muscular. Aunque quería parar inmediatamente por el dolor, continué con pequeños movimientos. Al observar la sala de rehabilitación, vi a otros pacientes repitiendo en silencio sus ejercicios de rehabilitación, igual que yo.

Levantar las piernas, levantar los brazos, mover las muñecas con pesas, cada uno seguía su propio plan de ejercicios. Nadie hablaba mucho ni parecía estar disfrutándolo. El entrenamiento de fuerza en un estado de gravedad aumentada era increíblemente agotador, como si tuviera pesas atadas a mi brazo y pierna derecha.

Después de la nada divertida sesión de ejercicios matutina, disfrutaba del almuerzo, que terminaba rápidamente. Luego, por la tarde, tenía la "terapia ocupacional". La terapeuta ocupacional asignada venía a la sala grande en el cuarto piso y me llamaba. Juntos tomábamos el ascensor hasta el segundo piso, caminábamos por un pasillo largo hacia la sala de terapia ocupacional del hospital de rehabilitación adyacente.

Primero, me sentaba en una silla. Sobre la mesa, había una masa dura, y la terapeuta ocupacional me explicaba la actividad mientras me mostraba cómo hacerlo. Consistía en pellizcar un extremo de la masa con los dedos y estirarla lo más lejos posible. Era una masa bastante dura, por lo que incluso pellizcarla y estirarla un poco resultaba difícil. Luego, recogía frijoles dispersos en una bandeja usando palillos y los colocaba en un tazón. Después, copiaba en papel letras grandes de un periódico. Nunca fui elogiado por mi caligrafía.

Por la tarde, tenía la "terapia del lenguaje". Mi objetivo era mejorar la articulación. Desde una condición de dificultad para hablar, practicaba formas de la boca como "a", "n", "u", "i", inflar las mejillas, sacar y mover la lengua, repetir frases cortas y decir trabalenguas. Aunque no lo hiciera bien, era una práctica que disfrutaba.

La mitad derecha de mi rostro no se movía bien, lo que hacía que mi expresión fuera extraña. Mi ceja derecha estaba caída, el párpado derecho no se cerraba correctamente y la comisura de mi boca derecha estaba hacia abajo. La terapeuta del lenguaje traía un recipiente similar a un agitador con hielo dentro. La punta era redondeada. Me preguntaba para qué se usaría, y entonces la terapeuta empezó a aplicar presión en mi cara, como si estuviera escribiendo con ese objeto. Era una sensación curiosa.

Esperaba cada sesión de rehabilitación del habla porque podía sentarme en la silla, no tenía que moverme mucho y podía charlar fácilmente con el terapeuta. La rehabilitación física, ocupacional y del habla se realizaban diariamente y de manera concurrente.

Mi apetito era normal, siempre tenía hambre, y mi cuerpo probablemente exigía nutrición para sanar. Durante mi estancia en el hospital, siempre terminaba todas las comidas, pero debido a las mediciones diarias de la presión arterial, me diagnosticaron hipertensión y me cambiaron a una dieta baja en sal.

La forma en que redujeron la sal fue disminuyendo a la mitad la cantidad de sopa de miso y cambiando a pan bajo en sal. El sabor no cambió en absoluto, así que no me molestaba. Pensé que era una comida saludable y deliciosa que evitaría más enfermedades. Lo disfrutaba como si fuera comida de avión. Estaba realmente contento.

Lo único que me resultaba problemático era el baño. Tuve dificultades con mi primera evacuación intestinal después de ser hospitalizado. Podía llegar al baño en silla de ruedas, pero incluso cuando intentaba empujarme, no había señales de que saliera nada en absoluto, y era doloroso. Incluso cuando pude caminar unos días después, seguía siendo difícil evacuar, probablemente debido a la mala movilidad del lado derecho de mi cuerpo.

Nunca había experimentado una incomodidad tan intensa. Fue tan agonizante que llegué a pensar seriamente que sería mejor morir. Desesperado, le pedí a la enfermera un laxante, que tomé de inmediato. Poco a poco, comenzaron a salir pequeñas heces y, lentamente, también esta situación comenzó a mejorar.

リハビリテーション実施計画書

原本:患者控/複写:病院控

患者ID	1576395	年齢	59	計画評価実施日：2023年11月30日	急性期・外来用
氏名	黒米 高広	性別	男		

主治医：	Ns:	PT:	OT:	ST:	MSW:	管理栄養士：

主病名	診断名・術式・障害名(発症日、手術日、診断日)	合併症・既往歴
	脳梗塞　　　　発症日：2023/11/26	なし

リスク管理：	安静度：血圧180以下、フリー

日常生活自立度：	B-2	認知症老人の日常生活自立度：	Ⅱa

評価項目・内容

- ☐意識障害(JCS) ☐1桁(軽度) ☐2桁(中等度) ☐3桁(重度) ☐関節可動域制限
- ☑認知機能　MMSE　25/30点　　☐右☐左　部位：
- ☑高次脳機能障害　　　　　　　　☐筋柔軟性低下　部位：
  - ☐記憶障害 ☐注意障害 ☐半側空間無視 ☐失行 ☐失認　☑筋力低下　部位：四肢、体幹
  - ☐構音障害 ☐意識・意欲の障害 ☐その他(　今後精査　)　☑疼痛　程度、種類、部位：軽度頭痛
- ☑言語障害　　　　　　　　　　　☐腫脹、浮腫　程度、部位：
  - ☑構音障害 ☐運動性失語 ☐感覚性失語 ☐全失語 ☐その他　☐荷重制限　☐免荷☐部分荷重(　　　)
- ☑中枢性麻痺(ステージ・グレード)　☐内部障害(☐心機能低下☐呼吸機能低下☐腎機能低下)　その他
  - ☑右☐左　上肢：Ⅵ　手指：Ⅵ　下肢：Ⅴ　☑耐久性低下　程度：中等度
- ☐感覚障害（☐表在覚☐深部覚）部位：　　　☐摂食・嚥下障害：
- ☐鈍麻（☐軽度☐中程度☐重度）☐脱失☐過敏☐しびれ　☐その他：

基本動作	起居動作	☐自立 ☑部分介助 ☐全介助 ☐非実施	坐位保持	☑自立 ☐部分介助 ☐全介助 ☐非実施
	起立動作	☐自立 ☑部分介助 ☐全介助 ☐非実施	立位保持	☐自立 ☑部分介助 ☐全介助 ☐非実施
	訓練室内歩行	☐独立 ☑部分介助 ☐全介助 ☐非実施	(杖・装具：	点滴棒　　　)

FIMの項目	現在の状態		本人・家族の希望
食事	5	点	本人：早く良くなりたい
整容	1	点	家族：未聴取
清拭	1	点	
更衣(上半身)	1	点	目標（1ヶ月）
更衣(下半身)	1	点	上肢機能向上
トイレ動作	5	点	病棟内日常生活の自立
排尿コントロール	6	点	
排便コントロール	6	点	目標（退院時）
椅子移乗	5	点	応用動作の獲得
トイレ移乗	5	点	退院後の日常生活自立
浴槽移乗	1	点	
移動	4	点	上記を目標に、状況に応じて1日20-40分のリハビリを1-2回程度行ないます。
階段	1	点	
運動項目 計 /91点	42	点	身長：172 cm 体重：56 kg BMI：18.929 kg/㎡

認知項目	理解	6	点	標準体重：(65.1)kg ※身長測定が困難な場合は推測
	表出	6	点	栄養補給方法 ☐経口 (☑食事、☐補助食品) ☐経管栄養
	社会交流	5	点	☐静脈栄養（☐末梢、☐中心）
	問題解決	5	点	嚥下調整食の必要性 ☑無 ☐有 (学会分類コード　　)
	記憶	6	点	栄養状態 ☑問題なし ☐低栄養 ☐低栄養リスク
認知項目 計 /35点	28	点	☐過栄養 ☐その他(　　　)
総合計 /126点	70	点	

本人・家族への説明日　2023年11月30日

本人・家族サイン　くろごめたかひろ　　　説明者サイン

807-3

新規作成日：2021年03月29日
最終改訂日：2022年10月03日

este document detalla la evaluación del paciente, sus limitaciones y los objetivos del plan de rehabilitación.

Los desafíos y Milagros de la Rehabilitación

Me estaba acostumbrando a la rehabilitación, y habían pasado unos cinco días cuando pensé que estaba haciendo lo mismo todos los días. Durante la rehabilitación de ejercicio, el fisioterapeuta dijo, "¡Ahora, intenta mover tu brazo!" ¡Levanté mi brazo derecho y se movió!

¡Oh, se movió!

Ni siquiera lo intenté con fuerza, solo lo moví ligeramente. Fue solo una pequeña diferencia, pero noté que mi brazo derecho se movía. Ayer era tan pesado que apenas podía levantarlo, pero ahora se movía naturalmente hasta justo por encima de mi pecho. Fue solo una diferencia de 10 cm adicionales, ¡pero me hizo muy feliz!

Fue como si una pequeña luz de esperanza brillara en mi corazón. Encontré luz en la oscuridad. Fue como si una puerta, que había estado firmemente cerrada, se abriera un poco. ¡Mi cuerpo estaba vivo! En el momento en que me di cuenta de esto, supe con certeza que me iba a recuperar. Estaba avanzando hacia la recuperación.

El Poder de la Creer

Después de ese día, disfruté muchísimo mi rehabilitación diaria. No fue una recuperación repentina, pero pasé cada día sonriendo. Me sentí aliviado de estar en el camino de la recuperación. Podía confiar en mi cuerpo. El cuerpo es asombroso. Es un milagro de la vida.

Mi cuerpo comenzó a recuperarse lentamente, poco a poco. La amplitud de movimiento del brazo, la velocidad, y las habilidades motoras finas de mis manos mejoraron gradualmente. Mi caminar también se volvió más estable. Ya no me molestaba el peso de mi brazo derecho. Sentía una sensación de comodidad con el ritmo natural y la velocidad de estos cambios.

Me sentía profundamente conmovido por mi mejora continua, suave y gradual. Era como si me hubieran enseñado el verdadero mecanismo de mi cuerpo, algo que nunca había conocido antes. El cuerpo se vuelve móvil a través del uso, ¿verdad? Es maravilloso.

El día que sufrí el derrame cerebral, mi cuerpo y mi lengua dejaron de moverse gradualmente, sumiéndome en la oscuridad del miedo. Ahora, por el contrario, comencé a moverme de nuevo. Con la luz milagrosa brindándome fuerza, mi cuerpo y mi lengua empezaron a moverse cada vez más. Fue una experiencia muy gratificante. En este momento, le pedí a ChatGPT que generara una imagen del "milagro de la vida".

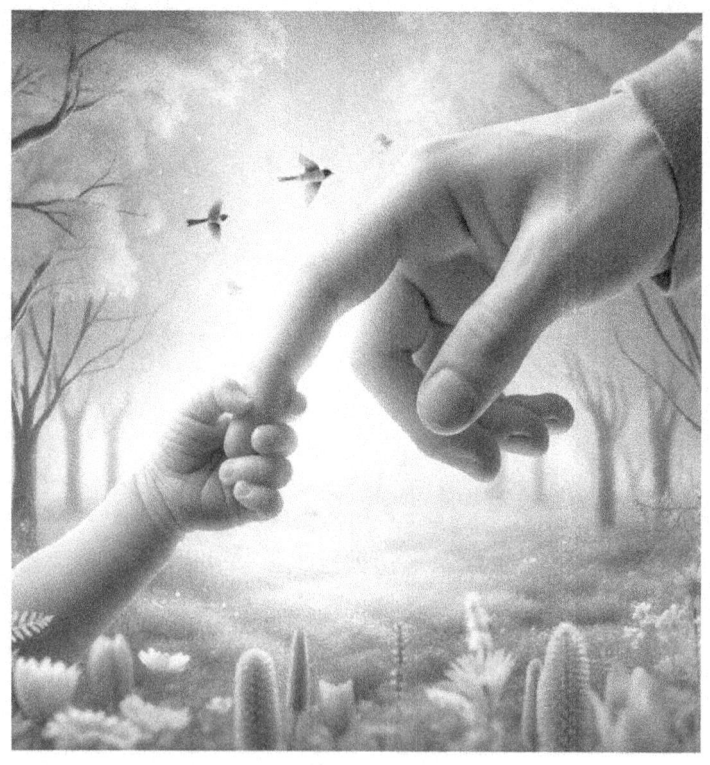

"Imagen del Milagro de la Vida generada por ChatGPT"

La Regeneración de la Vida

El momento en que me di cuenta de que me había movido durante la rehabilitación, supe que el lado derecho de mi cuerpo era como el de un bebé de nuevo. Intuitivamente pensé que el proceso de pasar de ser pesado e inmóvil a moverme un poco más cada día era similar al crecimiento de un bebé.

Fue una suerte que mis habilidades cognitivas y de juicio no se vieran afectadas. Pude recordar y transmitir las experiencias y sentimientos de mi recuperación

Aunque fueron solo unos tres meses, fue increíble experimentar el cambio en mi cuerpo y disfrutar de la rehabilitación. Estoy seguro de que los bebés también encuentran inmensamente divertido mover sus manos y pies. Creo que me recuperé gracias a la protección de mis antepasados y mi abuela Tome.

10 de diciembre de 2023 (domingo) Alta del hospital

Después de aproximadamente una semana de hospitalización, pude caminar, y los médicos determinaron que mi progreso en la rehabilitación era satisfactorio. Después del alta, continué con la rehabilitación en casa. Me despedí del hospital con el árbol de Navidad y Santa Claus en la entrada, y caminé hasta mi hogar. El aire fuera del hospital, después de dos semanas, se sentía muy fresco. Aunque podía caminar, todavía era inestable, así que caminaba con cuidado. No podía correr ni andar en bicicleta. Escribir y usar palillos o el teclado todavía requerían mucha práctica. En la rehabilitación en casa, me enfoqué en caminatas matutinas con una meta de 8,000 pasos, ejercicios para la boca, y práctica diaria de escritura de hiragana, números y, más tarde, kanji.

Cuando visité la clínica para mi seguimiento dos semanas después, había mejorado tanto que esta fue la única cita que necesité para finalizar mi tratamiento.

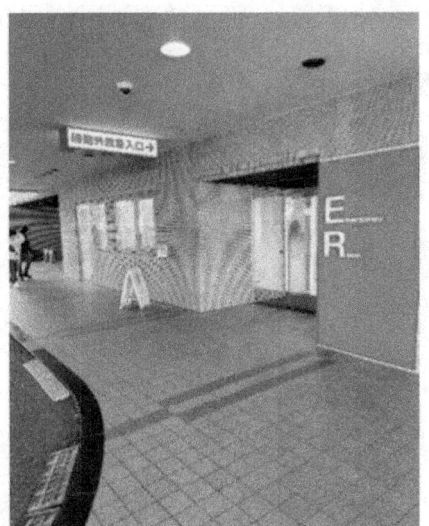

Entrada donde fue trasladado el 26 de noviembre de 2023

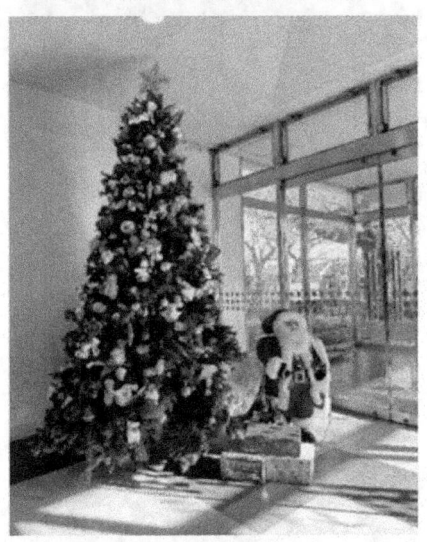

Entrada al hospital)

El Poder de la Fe

Capítulo 6
Volver a Escribir en el teclado

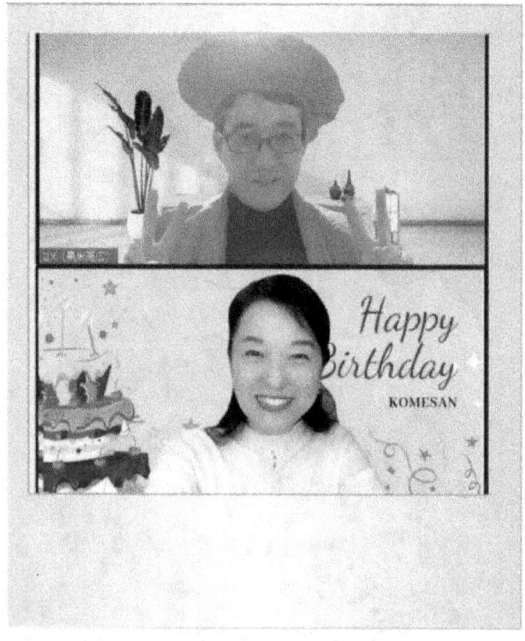

Capítulo 6: Volver a Escribir en el Teclado

Uno de los mayores desafíos que enfrenté fue no poder utilizar el teclado. Mientras que para comer podía arreglármelas con una cuchara o un tenedor, el teclado sólo se puede usar con las manos. Aun después de un mes de rehabilitación en casa, no lograba teclear de manera efectiva. Mi brazo derecho se cansaba rápidamente y mis dedos se movían torpemente, lo que me llevaba a presionar teclas incorrectas.

Junto con la práctica del teclado, seguí practicando la escritura. Compré cuadernos de ejercicios de letras y números para niños pequeños en una papelería y comencé a escribir con lápiz. Al principio, me resultaba muy difícil escribir incluso las letras y números más simples, lo cual me hacía sentir muy triste. No había más remedio que seguir practicando perseverantemente. Con el tiempo, y a base de mucha perseverancia, comencé a mejorar gradualmente.

La perseverancia en la práctica

A medida que avanzaba en mi rehabilitación, me di cuenta de que la clave estaba en la repetición constante. Cada día, dedicaba tiempo a teclear y a escribir, esforzándome por mejorar aunque fuera un poco. Poco a poco, noté que mi brazo derecho se fatigaba menos y mis dedos comenzaban a moverse con más precisión. Era un proceso lento, pero cada pequeño progreso me daba una inmensa alegría y motivación para seguir adelante.

Ver mi propio progreso, aunque fuera pequeño, me llenaba de esperanza y determinación. Recordé la importancia de la constancia y la paciencia en cualquier proceso de recuperación. Con cada letra y cada número que escribía, sentía que recuperaba una parte de mi independencia y mi vida anterior.

Un logro significativo

Finalmente, después de muchos días de práctica, logré teclear de nuevo con cierta fluidez. El momento en que pude escribir una frase completa sin errores fue un triunfo enorme para mí. Sentí una alegría indescriptible y una gran satisfacción personal. Fue un recordatorio de que, con determinación y esfuerzo, es posible superar incluso los desafíos más grandes.

Volver a teclear significaba mucho más que simplemente poder usar una computadora. Era una señal de mi recuperación, de mi capacidad para superar la adversidad y de mi habilidad para adaptarme y mejorar. Fue un hito en mi camino hacia la recuperación completa, y cada día que pasaba me sentía más fuerte y más seguro de mis capacidades.

REFLEXIÓN

Esta experiencia me enseñó la importancia de la perseverancia y la resiliencia. Aunque hubo momentos de desesperación y frustración, nunca dejé de intentar. Aprendí a valorar los pequeños logros y a mantener la esperanza incluso en los momentos más difíciles. La recuperación es un proceso largo y desafiante, pero cada paso adelante, por pequeño que sea, es una victoria.

Continué con mis ejercicios de escritura y tecleo, siempre buscando mejorar. Mi objetivo no era solo recuperar mis habilidades, sino también fortalecer mi espíritu y mi determinación. A través de esta experiencia, descubrí una nueva fuerza dentro de mí, una que me motivaría a enfrentar cualquier desafío futuro con coraje y optimismo.

Milagro en Facebook LIVE

El 30 de enero de 2024, en el día de mi 60 cumpleaños, fui invitado como invitado especial a una transmisión en vivo por Facebook por la Sra. Tamaki Kuniyasu. Tamaki, preocupado por mi salud tras sufrir un derrame cerebral, se puso en contacto conmigo y me recomendó el jugo de hojas de pino, que ella misma bebía por sus beneficios para la salud.

Nunca imaginé que aparecería en Facebook LIVE, vestido con un gorro rojo y un chaleco tradicional rojo, compartiendo mi experiencia con el derrame cerebral. Fue en esta transmisión que me di cuenta de que, finalmente, podía teclear libremente.

Aproximadamente tres meses después de la apoplejía, me había recuperado por completo. Sentí como si la mitad derecha de mi cuerpo hubiera renacido.

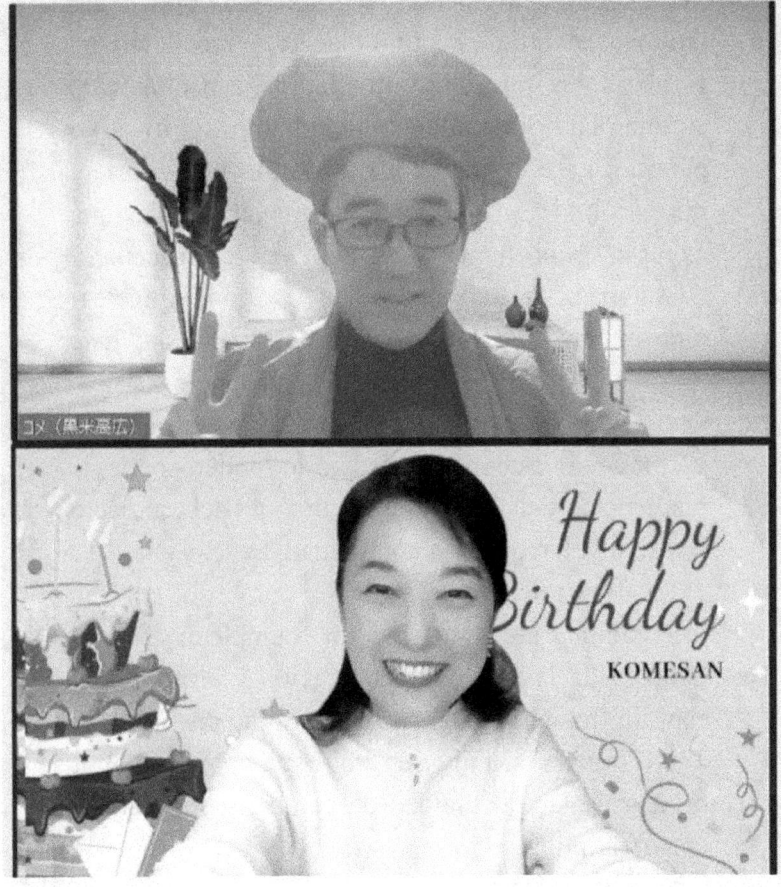

Captura de pantalla del Facebook Live de Tamaki Kuniyasu (abajo) y el autor (arriba)

Reflexión sobre el evento

Durante la transmisión en vivo, compartí no solo mi experiencia con el derrame cerebral, sino también el arduo camino hacia la recuperación. Hablar sobre mi viaje y mis logros, especialmente en una plataforma pública, fue un hito significativo para mí. La oportunidad de transmitir mi historia y mi gratitud a quienes me apoyaron fue una experiencia profundamente emotiva y gratificante.

Además, darme cuenta de que podía teclear nuevamente fue un momento de revelación. Este logro no solo simbolizaba mi recuperación física, sino también mi regreso a la independencia y la normalidad. Fue un recordatorio poderoso de la resiliencia del cuerpo humano y del impacto positivo del apoyo y la comunidad.

La transmisión en vivo se convirtió en una celebración no solo de mi cumpleaños, sino también de la vida, la recuperación y el poder del espíritu humano. Agradezco profundamente a la Sra. Tamaki Kuniyasu por su apoyo y por brindarme la oportunidad de compartir mi historia con el mundo.

Un nuevo comienzo

A partir de este evento, me siento más fortalecido y optimista sobre el futuro. Mi experiencia me ha enseñado a valorar cada pequeño logro y a nunca subestimar el poder de la perseverancia y el apoyo comunitario. Aunque la recuperación fue un proceso largo y desafiante, cada paso que di me llevó a donde estoy hoy, celebrando mi vida y mi salud con alegría y gratitud.

Días de volver a caminar con la tecnología

Me llevé una gran sorpresa al descubrir ChatGPT, una inteligencia artificial de generación de textos, lanzada el 30 de noviembre de 2022. Desde que estaba en segundo año de secundaria, me apasionaba la electricidad y conocí las computadoras, llegando incluso a construir mi propia computadora durante mis años universitarios. Siempre había pensado que "las computadoras solo producen lo que uno introduce en ellas", pero al interactuar con las respuestas de ChatGPT, me sorprendió la calidad de sus textos y la rapidez de sus respuestas. Este fue, en mi opinión, el verdadero potencial de una computadora.

ChatGPT puede responder a cualquier tipo de pregunta, proporcionando información, traduciendo idiomas, apoyando el aprendizaje, generando y depurando programas de computadora, participando en diálogos y ofreciendo consejería, proporcionando ideas creativas, realizando cálculos y análisis de datos, sugiriendo mejoras para el SEO y sitios web, y brindando soporte al cliente. Gracias al uso de ChatGPT, pude organizar seminarios en un corto período de tiempo y escribir y publicar manuscritos en Kindle.

El lanzamiento de ChatGPT es como una visión del futuro de las computadoras. Me emociona tanto como me emocionaba descubrir las computadoras en mis años de secundaria. ChatGPT permite que cualquier persona en el mundo disfrute de una conversación natural con una IA que aprende de cada interacción. "Una IA que conversa con los humanos" seguirá evolucionando y continuará impactando al mundo.

Espero que el uso de ChatGPT libere a las personas de las tareas que encuentran difíciles o tediosas, permitiéndoles disfrutar del tiempo valioso de la vida y concentrarse en lo que realmente quieren hacer.

El Fin del Milagro, Un Nuevo Comienzo

Fui golpeado por una enfermedad repentina, un derrame cerebral, y caí en las profundidades de la desesperación, pero cuánto más me trajo. Estoy agradecido por las muchas coincidencias, la cadena de milagros, y todo lo que he ganado, incluyendo lo siguiente:La repentina enfermedad del accidente cerebro vascular me sumió en la desesperación más profunda, pero a través de esa experiencia, he recibido una cantidad increíble de aprendizajes y bendiciones. Agradezco profundamente todas las coincidencias, las cadenas de milagros y todo lo que he ganado a través de este proceso. Aquí algunos de los milagros que me ocurrieron:

• Darme cuenta de que no podía escribir después de levantarme gracias a mis hábitos matutinos.
• A pesar de que mi habla se volvía ininteligible, fui capaz de llamar a la ambulancia por mí mismo.
• El tratamiento del accidente cerebro vascular comenzó dentro de las tres horas cruciales.
• Notar los pequeños movimientos de mi cuerpo durante la rehabilitación.
• Poder creer en mi cuerpo gracias a esos pequeños movimientos.
• Continuar con la rehabilitación gracias a la fe en mi recuperación.
• Poder volver a usar el teclado.

• Convertirme en conferencista en seminarios en un corto período de tiempo gracias a ChatGPT.
• Publicar un libro en Kindle en poco tiempo usando ChatGPT.

Nadie sabe cuándo se enfermará. Nunca pensé que tendría un derrame cerebral. Si sientes que tu cuerpo no se está moviendo correctamente, por favor ve al hospital lo antes posible. Nunca pienses que estás bien. Este es mi mensaje para ti.

Epílogo

Al terminar de escribir este libro, me doy cuenta de cuánto he sido apoyado por muchas personas. Han atraído eventos milagrosos a mi vida. A mi familia, amigos, al personal del centro de atención de urgencias, al equipo de emergencias, al personal del hospital, a la comunidad en las redes sociales, y a todas las personas que estuvieron involucradas, quiero expresarles mi más sincero agradecimiento. Gracias a la conexión con mis ancestros.

Quiero agradecer de todo corazón a mi médico tratante, quien salvó mi vida con un juicio adecuado y un tratamiento rápido. También a todas las enfermeras, a los fisioterapeutas, terapeutas ocupacionales y terapeutas del habla. Gracias a su apoyo, he logrado una recuperación completa. Estoy lleno de gratitud.

Las muchas palabras cálidas que recibí de la comunidad en las redes sociales fueron un gran apoyo para mi corazón. Los encuentros y las interacciones en Clubhouse no solo me hicieron sonreír, sino que también me dieron un gran aliento para seguir adelante con mi recuperación. Muchas gracias.

A medida que mi recuperación avanzaba de manera satisfactoria, también recibí la ayuda de ChatGPT. Gracias a ello, pude preparar y realizar seminarios en un corto período de tiempo, así como escribir este libro. Agradezco profundamente a todos los que desarrollaron esta tecnología. Espero que la inteligencia artificial permita a todos usar su tiempo para disfrutar de una vida plena.

A todos los lectores: A aquellos que creen que las secuelas de un accidente cerebro vascular no tienen cura, a quienes tienen riesgo de padecerlo, a los pacientes con esta condición, y por supuesto, a las familias que viven con ellos, espero sinceramente que este libro les brinde un poco de valor y esperanza. Gracias por leer hasta el final. ¡Me encantaría recibir sus opiniones y comentarios en Amazon!

Junio de 2024 Autor

Agradecimientos Especiales

Al escribir este libro recibí la cooperación y el apoyo entusiasta de muchas personas. Me gustaría expresar mi gratitud.

La Sra. Keiko Sato, productora de publicaciones en Kindle. Estoy muy agradecido con ella. Perdí a un miembro de la familia debido a una hemorragia subaracnoidea, y ella simpatizó con mi deseo de que muchas personas supieran sobre la infarto cerebral, un tipo de derrame cerebral, y tomó notas durante nuestras divertidas conversaciones por Zoom, incluso cuando estaba absorto en la conversación, para que pudiera escribir el manuscrito, que resultó mejor de lo que había imaginado. Muchas gracias.

Gracias por la oportunidad. La Sra. Hiroko Iwasaki, representante de la Asociación General de Mamás Atractivas de la Crianza.

La Sra. Chie Satake, propietaria del restaurante de yakitori "Nihonbashi Torikei", concebida y escritora de publicaciones de libros electrónicos, e instructora certificada de la Asociación de Crianza Atractiva. Revisó el manuscrito y nos dio consejos precisos y valiosos. Les estamos agradecidos a ambas por cambiar la estructura y hacer que sea más fácil de leer. Gracias por su apoyo a este libro. Me gustaría agradecerles de todo corazón.

La Sra. Hiroko Iwaski también es responsable de la publicación en Kindle. Estamos en deuda con la Sra. Keiko Sato por la publicación simultánea de las versiones en inglés y español. Muchas gracias.

Quiero agradecer al Sr. Katsunari Tanaka, fundador de Clubhouse "GIFTLABO", comercializador de comunicaciones y creador del juego de cartas "GIFT", y a todos los moderadores. Me reí todas las mañanas en mi aburrida cama de hospital.

Estoy muy feliz de haber conocido a "Noripi & Dora-chan". ¡Es demasiado divertido! ¡Me encanta! Muchas gracias.

La Sra. Yumi Tanabe dice: "Soy solo una ama de casa ordinaria que se levanta un poco temprano"La razón por la que mi agenda se adelantó un día para el "Trabajo Bebe Fuku no Kami" fue porque mi abuela, Tome, me dijo: "¡Hazlo rápido!". Acepté y me eché a reír. Me reí en acuerdo.

Creo que fue mi abuela Tome-san (494) quien se preocupó por mí todo el tiempo después del divorcio de mis padres y me salvó de un derrame cerebral. Yumi-san me dijo en su trabajo de bendición que yo (246) tengo el ítem 4 (hablador), lo cual ha sido un gran estímulo para mí al escribir este libro.

Mi fuerte apoyo es Tome-san. Gracias por la oportunidad de conocerte. También pude conocer a Yumi-san en la vida real en el "Nagi Matsuri" (2024/5/21-24) organizado por Yumi-san. Tengo un recuerdo muy bueno de la "Noche del Juego Serio de Adultos" del 5/23. Muchas gracias.

El moderador de Giflabo y chef de cocina japonesa educativa, Syunko Nagi. Después de mi derrame cerebral, me reencontré con el protagonista del festival "Nagi Matsuri" organizado por Yumi el 23 de mayo al mediodía. Durante el evento "Diversión seria para adultos" en la noche, compartimos habitación y dormimos juntos en futones.

A la mañana siguiente, el 24 de mayo, nos sentamos en el embarcadero frente a la playa Monchicchi, justo frente al lugar donde nos alojábamos, y hablamos sobre nuestras vidas de solteros mientras mirábamos el mar. La brisa matutina se sentía agradable al pasar entre nosotros en este cruce de nuestras vidas. Compartimos un tiempo profundo e intenso que solo personas de la misma generación pueden entender. Estoy emocionado por el futuro de ambos. Fue un refresco maravilloso que me permitió escribir con gusto el manuscrito de Kindle. Muchas gracias

Noripi (Noriko Narita) es una moderadora de Giftlab que apoya el emprendimiento en el extranjero, comercia equipo médico, administra una empresa inmobiliaria y realiza análisis organizacionales (psicología de la personalidad). Pudimos encontrarnos nuevamente en la vida real al mediodía del 23 de mayo, también en el "Festival Nagi". Pasamos el resto de la noche saliendo de verdad y charlando, y a la mañana siguiente, el 5/24, Noripi estaba chateando en vivo en la línea abierta desde su hamaca.

Fue interesante escucharlo justo al lado de nosotros. Después del almuerzo, fuimos con él al Templo Meitokuji en Innoshima (Ciudad de Onomichi), que está abierto una vez cada 33 años. Estaba emocionado con el largo viaje. Es un recuerdo maravilloso. Fue con un sentido de emoción y emoción que pude escribir este libro. Muchas gracias.

Akari Taniyama, amiga de fanáticos de Giftlabo y representante de Anela, quien "enciende la luz de la esperanza en tu corazón" con su arte de curación de pasteles y arte de mandalas de meditación mental. Ella me llamó el día que fui hospitalizado, preocupada por mí. ¡Estaba muy feliz! Los comentarios y opiniones estrictas que nos diste sobre el primer borrador de este libro fueron precisos y valiosos. Muchas gracias.

Masamichan (Sr. Takumi Nakagawa), cuyo pasatiempo es la consultoría de LINE, es moderador de Giftlab, y le estoy agradecido por su ayuda en LINE. Nos conocimos por primera vez en la ceremonia de graduación y también estuvimos juntos en el evento del día siguiente. Una semana después, fue el primero en comentar en mi publicación de Facebook que había sido hospitalizado debido a un derrame cerebral, lo que me hizo muy feliz. Muchas gracias.

La Sra. Tamaki Kuniyasu es una vocalista y entrenadora de voz feliz. Perdió a su padre por un derrame cerebral. Estaba muy preocupada por mi salud después del derrame cerebral y me enseñó cómo hacer jugo de hojas de pino. ¡Estaba muy feliz! La Sra. Tamaki me invitó como invitado a su Facebook Live y me cantó Feliz Cumpleaños. Estoy feliz. Gracias a todos los que me vieron cálidamente en la presentación en vivo. Muchas gracias. Me alegra estar vivo.

Toshihiko (Toshi) Kano, era AIxWeb3 y practicante de IA, y Shuichi (Shu-chan) Kido, productor de emprendimiento inverso, quienes nos enseñaron los rudimentos de ChatGPT e ideas de negocios. Aprendí mucho y me convertí en instructor de seminarios de ChatGPT. Muchas gracias.

Y para la redacción de capítulos y frases, señalar y corregir errores. Gracias a ChatGPT por su tremenda contribución; sin ChatGPT, no podría haber completado este libro en poco tiempo. HIRO (Hiroshi Saito) de AI Support AI HEROES, por revisar mi manuscrito de 40,000 palabras en Kindle y enviarme de inmediato sus comentarios y valiosas sugerencias. Muchas gracias.

Mis ancestros Toru Kobayashi (abuelo paterno), Sen Kobayashi (abuela paterna), Kanichiro Ishiwata (abuelo materno), Tome Ishiwata (abuela materna), y mi padre Eisaku Kobayashi a quien no pude volver a ver antes de su muerte. Estoy feliz. Me gustaría agradecer a mis ancestros y a tus ancestros por conectarnos.

Enlaces externos

■Facebook
https://www.facebook.com/takahiro.kurogome

■X（旧twitter）
http://x.com/ktakahiro

■youtube
https://www.youtube.com/channel/UCYjybAJ88cmTeJ0j7UfvgVQ

■Instagram
https://www.instagram.com/kome_takahiro/

■Threads
https://www.threads.net/@kome_takahiro

■TikTok
https://www.tiktok.com/@kome339?_t=8mvzeNiVl7o&_r=1

■Clubhouse
https://www.joinclubhouse.com/@tar357

PERFIL DEL AUTOR

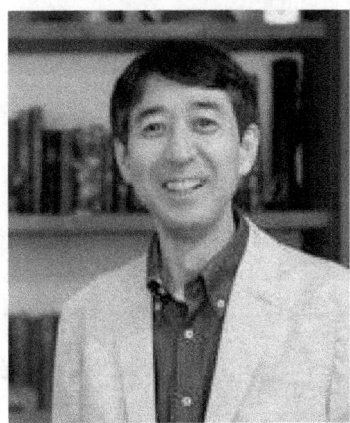

Takahiro Kurogome Nacido en Tokio en enero de 1964.

Vive y trabaja en Tokio. Se interesó por la electricidad y las computadoras cuando estaba en segundo grado de secundaria y estudió electricidad durante seis meses a través de cursos por correspondencia.

Luego ingresó a una escuela técnica secundaria y a un colegio técnico para realizar su sueño de convertirse en ingeniero eléctrico.

Desarrolló un dispositivo de prueba automático mientras trabajaba para una empresa y quedó impactado por ChatGPT.

Estuvo hospitalizado durante 2 semanas debido a un derrame cerebral en noviembre de 2023.

En febrero de 2024, comenzó seminarios de ChatGPT tras su jubilación.

Su apodo es Kome. Le encanta el café. Su hobby es escuchar a Mozart.

Ha escrito dos libros: "Los 44 libros que leí en el desastre del Nuevo Corona - Comencé una vida rica leyendo + tomando acción" (2021, kindle) y "El poder de la fe - ¡Tú también puedes hacer milagros! ~ (2024, kindle).

El Poder de la Fe
¡Tú también puedes hacer milagros!
(2024, kindle)

Fecha de publicación 23 de junio de 2024,
edición japonesa, primera publicación
Autor Takahiro Kurogome

Todos los derechos de este libro electrónico están reservados por el autor.
Queda prohibida la reproducción, modificación, reimpresión, duplicación, distribución, transmisión o reimpresión en un sitio web, en su totalidad o en parte, de este libro.
Con excepciones, esto está prohibido por la ley de derechos de autor.
Por favor, contáctenos a través de Messenger de Facebook.

Copyright © 2024 Takahiro Kurogome Todos los derechos reservados.

www.ingramcontent.com/pod-product-compliance
Lightning Source LLC
Chambersburg PA
CBHW071950210526
45479CB00003B/879